DISPENSAIRE SPÉCIAL

POUR LE TRAITEMENT

DES VÉNÉRIENS INDIGENTS

de la ville de Lyon;

SON BUT ET SES MOYENS,

PAR

le docteur Munaret,

Membre correspondant
des Académies royales des Sciences, Arts et Belles-Lettres de Rouen, de Caen et de Dijon, de la Société médicale du Grand Duché de Bade, de la Société des sciences médicales et naturelles de Bruxelles, des Sociétés royales de médecine de Bordeaux et de Marseille, de la Société royale académique de la Loire-Inférieure, des Sociétés médico-pratique et médicale d'émulation de Paris, membre honoraire de la Société Vaudoise des sciences médicales, etc., etc.

LYON.
IMPRIMERIE DE L. BOITEL,
QUAI SAINT-ANTOINE, 36.
1841.

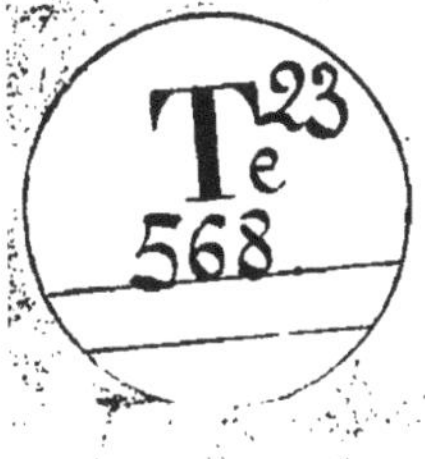

DISPENSAIRE SPÉCIAL

POUR LE TRAITEMENT DES

VÉNÉRIENS INDIGENTS

DE LA VILLE DE LYON.

Te 23
568

DISPENSAIRE SPÉCIAL

POUR LE TRAITEMENT

DES VÉNÉRIENS INDIGENTS

de la ville de Lyon;

SON BUT ET SES MOYENS,

PAR

le docteur Munaret,

Membre correspondant
des Académies royales des Sciences, Arts et Belles-Lettres de Rouen, de Caen
et de Dijon, de la Société médicale du Grand Duché de Bade, de la Société des sciences médicales et naturelles de Bruxelles, des Sociétés royales de médecine de Bordeaux et de
Marseille, de la Société royale académique de la Loire-Inférieure, des Sociétés médico-pratique et médicale d'émulation de Paris,
membre honoraire de la Société Vaudoise
des sciences médicales,
etc., etc.

LYON.
IMPRIMERIE DE L. BOITEL,
QUAI SAINT-ANTOINE, 36.
1841.

DISPENSAIRE SPÉCIAL

POUR LE TRAITEMENT DES

VÉNÉRIENS INDIGENTS

De la ville de Lyon.

> Si le fléau vénérien peut s'égarer en frappant des têtes innocentes, la justice et l'humanité pressent l'homme de bien de ne point les abandonner à leur fatale destinée.
>
> B. L.

La maladie vénérienne n'a pas interrompu le cours de ses ravages depuis trois siècles, époque de son invasion en Europe ; elle fait plus de victimes, elle seule, que la peste et toutes les autres maladies contagieuses qui sont passagères, plus circonscrites, plus reconnaissables et jamais sollicitées par l'attrait du plaisir.

Lyon est exposé à la maladie vénérienne, et en souffre plus que Paris, Bordeaux, Nantes, Marseille, etc.; ce n'est pas que notre ville soit plus corrompue que celles que nous venons de nommer, mais un pénible devoir nous oblige à dire que la police médicale et la bienfaisance publique ne font rien ou presque rien, l'une, pour prévenir, et l'autre, pour remédier à l'horrible fléau qui démoralise de plus en plus et abâtardit sa population.

Malheureusement, les raisons ne manquent pas à l'explication des progrès incessants de l'infection vénérienne dans les grandes villes; nous signalerons, entr'autres, la prostitution que l'on est forcé d'y tolérer (1); les garnisons, avec leurs habitudes oisives, et par conséquent vicieuses; un traitement trop souvent routinier, mal suivi, contrarié par le mystère ou devenu le monopole des charlatans (ceux-ci profitent de l'absurde défaveur qui, de nos jours, comme au XVIIe siècle, pèse sur le médecin qui ose leur disputer la plus importante et la plus délicate des spécialités de son art) (2); les récidives qui en résultent, plus dangereuses que le mal d'emblée, parce qu'elles trompent et le malade et le praticien dont le diagnostic différentiel n'est pas suffisamment exercé.

(1) Les prostituées, d'après saint Augustin, sont, dans une ville, ce qu'est un cloaque dans un palais; supprimez le cloaque, le palais deviendra un lieu malpropre et infect (T. XVII, lib. IV, *pars prima, opusc.* 20, p. 184).—Saint Thomas et d'autres graves moralistes partagent cette opinion.

(2) Qu'on ne s'imagine pas, dit Capuron, qu'il y ait du déshonneur à traiter les affections syphilitiques, parce qu'elles sont dégoûtantes par leur nature, ou parce qu'on leur a donné quelquefois le nom de maladies *honteuses*. Il sera toujours glorieux de soulager l'humanité, de quelque mal qu'elle soit atteinte. (*Aphrodisiographie*, préface, p. viij).

Nous signalerons surtout l'erreur, la tant funeste erreur, que les mêmes charlatans sont intéressés à propager, et qui consiste à faire croire que l'inoculation du plus délétère des virus n'étant plus qu'une indisposition des plus ordinaires, un *échauffement* facile à guérir, l'on peut s'y exposer presque impunément. — Combien de jeunes gens gémissent d'avoir eu l'imprudence de glisser dans un cloaque, dont la surface, couverte de pétales de roses, leur empêcha d'en mesurer la profondeur et d'en sentir les puantes émanations! Si la maladie vénérienne est effectivement affaiblie par le temps et plus en rapport avec une thérapeutique en progrès, elle sévit encore, avec toute sa rage désorganisatrice, envers quiconque la brave par jactance, ou la néglige par incurie; et si vous refusez de nous croire, gens du monde, gravissez un jour le côteau de Fourvière, et entrez à l'hospice de l'Antiquaille:

Quand, marchant pas à pas, de rideaux en rideaux,
Vous verrez, tour à tour, soulever ces bandeaux,
Ces linges purulents, ces flocons de charpie
Gonflés d'un sang noirâtre et d'une humeur croupie;
Quand vous verrez à nu, sur les os et la chair,
Les empreintes du mal, de la flamme et du fer,
Croyez-nous, vos genoux fléchiront d'épouvante;
Vos yeux se terniront devant la mort vivante;
Vos sens bouleversés éprouveront encor
La poétique horreur qu'exprimait Fracastor (1).

D'autres raisons nous apprennent pourquoi la ma-

(1) *Hieronymi Frascatorii syphilis*; traduction en beaux vers d'un beau poème, par Bathélemy.

ladie vénérienne se propage, se complique, s'invétère et acquiert le dernier degré de sa virulence chez les gens du peuple, les ouvriers, plutôt que chez les privilégiés de la fortune et de l'éducation; ce sont leur insouciance pour tout ce qui peut intéresser la santé, leur incorrigible malpropreté, leur ignorance et les préjugés qu'elle engendre, relativement à cette maladie (1); des penchants plus crapuleux et jusqu'à leur position nécessiteuse.

Cette dernière raison qui n'est imputable qu'à une condition fortuite et déjà digne de commisération, suffit, elle seule cependant, pour provoquer toutes les aggravations pathologiques et sociales du mal en question.

En effet :

Le riche se repose, s'alite de bonne heure, étant malade; — l'ouvrier souffre et travaille quand même...

Le riche s'empresse de consulter les plus habiles praticiens et se conforme très docilement à leurs prescriptions; — l'ouvrier se livre, autant par économie mal entendue que par ignorance, aux fallacieuses promesses de l'affiche, aux recettes qui pas-

(1) Les gens du monde ont bien aussi leurs préjugés à ce sujet; ils s'imaginent, par exemple, qu'une fois atteints de la maladie vénérienne, ils ne seront jamais guéris radicalement. Le moindre *bobo*, la plus légère douleur, le plus petit bouton sur la peau, leur semblent les symptômes d'un ennemi caché mais non chassé de leur corps (*Syphiliphobie*). — Le peuple, au contraire, croit trop vite à la guérison, s'il se décide à se *faire traiter*, ou il ne fait guère attention aux progrès de cette infection perfide, qu'au moment où la violence des douleurs l'oblige à discontinuer ses occupations.

sent banalement d'une poche dans une autre, aux consultations dites *gratuites* de MM. les pharmaciens, herboristes, officiers de santé, etc., etc.

Le riche achète les médicaments les plus coûteux, suit un régime délicatement approprié, et favorise son traitement par la propreté des pansements et par une tiède température, en toute saison; — l'ouvrier n'a pas même du pain à manger, sitôt qu'il ne peut plus en gagner ; sa tisane est l'eau croupie de sa cruche; il déchire jusqu'à sa dernière chemise pour couvrir ses ulcères et en déterger la corrosive sanie; il grelotte, le pauvre honteux, sous les nippes dont le Mont-de-Piété ne veut plus...

Le riche, pour cacher les symptômes de son intempérance, se retire dans sa campagne, va aux eaux, ou, sans quitter un appartement vaste et commodément agencé, il peut interrompre ses relations conjugales, prétextant une maladie dont l'aveu ne fait pas monter le rouge au front et descendre la honte dans le cœur, une maladie qui ne peut pas, comme la syphilis, présenter un caractère de *sévices*, ou d'*injures graves*, et d'où pourrait résulter, pour son épouse outrageusement infectée, un moyen de séparation (1). — L'ouvrier marié n'a qu'une chambre et qu'un lit, la contagion est inévitable... malheureuse femme, malheureux enfants ! !

En résumé, le riche guérit, quand il veut, promptement et commodément ; — tandis que l'ouvrier,

(1) Arrêt de la cour de cassation, 16 février 1808.

c'est-à-dire celui des deux qui éprouve le plus urgent besoin de récupérer sa santé, ses forces physiques, son unique bien et celui d'une famille ordinairement nombreuse, est, pour ainsi dire, condamné, malgré la bénignité des symptômes *primitifs*, à une infection constitutionnelle, inguérissable, parce qu'il ne peut pas la faire guérir ; hideux et inaliénable héritage de plusieurs générations, *scrophulosa progenies....*

Lorsque cet ouvrier a laissé tomber sa dernière pièce de cinq francs avec sa dernière espérance dans le tiroir de l'un de nos pharmaciens guérisseurs, il s'achemine, pour la première fois, vers l'Hôtel-Dieu, ce refuge assuré de toutes les souffrances, excepté de la sienne ; car on le renvoie à l'Antiquaille ou au Dispensaire de la rue Tupin.—Pourquoi, demandera-t-on, le plus riche et le plus vaste hôpital de France n'a-t-il pas voulu le recevoir ? —C'est un vénérien, répondra l'Administration.— Nous nous permettrons d'ajouter, après l'Administration, que cette réponse n'est pas satisfaisante, qu'elle ne motive pas une exclusion anssi inhumaine et qu'elle ne pourra pas la motiver, aussi longtemps qu'une population, nombreuse comme la nôtre, manquera d'un hôpital spécial, dont l'Antiquaille n'est que le simulacre; ce que nous aurons l'occasion de prouver avec des chiffres, arguments sans réplique.

Au dire de la même Administration, ce vénérien, s'il ne lui est pas permis d'entrer à l'hôpital, peut se mêler à la foule qui se presse, deux fois par semaine, à ses consultations publiques, et en profiter. —Oui, vraiment, nous en convenons ; mais qu'est-ce donc, répartition faite entre soixante malades au moins, que deux heures de consultations? — deux minutes pour chacun ou huit minutes aux quinze premiers arrivants, avec obligation de congédier les quarante-cinq autres.... Notre calcul n'a pas besoin de commentaire (1).

Au sujet de l'Hôtel-Dieu (nous allions dire l'*hôpital général*), il faut rendre justice à la plupart de ses médecins ; ils partagent leurs soins, avec une indistincte sollicitude, entre tous les malades, vénériens ou non; mais si, dans leur nombre, des sœurs..... *de charité* découvrent un malade plus à plaindre que tous les autres, parce que le mal qui lui a valu la faveur de l'hôpital, se complique d'une façon *équivoque*; eh bien! elles le méprisent, elles le négligent, elles le contraignent même, à force de vexations inqualifiables, à quitter leur salle, s'il en a la force!..... Nous refuserions d'y croire, si nous ne l'avions pas vu plusieurs fois.

Suivons donc ce pauvre vénérien jusqu'au Dispensaire.—Votre carte ?—Je n'en ai point.—Cherchez-en une. — S'il peut encore se traîner, et s'il est connu, recommandé, favorisé, il pourra peut-être en obtenir une ; mais... (le dirons-nous ?) des souscrip-

(1) Nous regrettons vivement qu'une Administration aussi prévoyante et aussi éclairée que celle de l'Hôtel-Dieu, n'aie pas songé à ménager, à la faveur du récent achèvement de cet édifice, une salle *indépendante* pour les vénériens; elle sait, comme tout le monde, que l'hospice de l'Antiquaille ne peut pas suffire à les tous secourir.

teurs, personnes très charitables et très sensées du reste, lui ont refusé la leur, en apprenant la nature abominée de son mal. — Du reste, le nombre des vénériens qui s'adressent au Dispensaire général diminue chaque année. — Faut-il en inférer que la contagion est moindre ? La statistique médico-locale prouve le contraire. — Faut-il donc croire les vénériens qui se plaignent de l'accueil rebutant des employés et même de quelques médecins du Dispensaire ? Nous signalons le fait sans oser l'interpréter.

Que ne vont-ils d'abord à l'Antiquaille, nous dira-t-on, cet hospice doit les recevoir ? — Cet hospice les recevra, en effet, s'ils peuvent payer pension comme dans une maison de santé, et la grande majorité des vénériens qui se décident à frapper à sa porte, ne pouvant pas payer cette pension, toute modique qu'elle est, ils sont obligés d'attendre que leur tour arrive de profiter d'un lit non payant. — Or, la moyenne des lits affectés à l'indigence est de trente, et la moyenne de ceux qui en ont besoin (calculée d'après le chiffre de notre population) est de quatre cents; donc, tous les jours, il y a trois cent soixante et dix vénériens qui attendent que leur tour vienne... qui souffrent et qui meurent quelquefois, en l'attendant !...

Nous avons vu de bons et probes ouvriers solliciter en pleurant le privilége d'être écroués dans notre prison d'arrêt, afin de pouvoir participer aux secours de l'art qu'on ne refuse ni au voleur, ni au meurtrier...

Nous en avons vu qui demandaient une faveur

non moins étrange, celle d'être oubliés dans les sombres et humides caves de l'Hôtel-de-Ville, résignés à mourir de leurs souffrances plutôt que de faim....

Combien d'autres, pendant la fièvre d'un trop légitime désespoir, se seraient précipités de leurs galetas dans la rue, sans les soins désintéressés, les conseils et les aumônes de plusieurs dignes confrères de notre connaissance!

Voilà ce qui se passe à Lyon, qu'on appelle et qu'on a raison d'appeler la *Ville des aumônes*..... Ceci implique une contradiction trop majeure, pour que nous ne tâchions pas de l'expliquer.

Il y a un demi-siècle environ, la maladie vénérienne était encore considérée comme une vengeance du ciel, pour punir les péchés de l'espèce humaine; ceux qui en étaient atteints n'inspiraient ni intérêt, ni pitié; chassés des villes, ils ne pouvaient y rentrer sous peine de la *hart*, du gibet, ou d'être *jetés incontinent dans la rivière* (1); et sous le prétendu *grand siècle* de Louis XIV, d'après un arrêté de l'admistration des hôpitaux, où ils commencèrent à être admis, il leur fallait expier une faute souvent involontaire en recevant le fouet, deux fois par jour...

A l'époque de l'invasion vérolique, une aussi abominable persécution pouvait être inspirée par la crainte d'une contagion beaucoup plus subtile, à tel point que les médecins d'alors ne répugnèrent

(1) Extrait d'une Ordonnance que le prévôt de Paris fit publier à son de trompe, en 1498.

pas à l'idée que le mal pouvait se transmettre par la colonne d'air expiré, qui va frapper le tympan d'une oreille.... — Cette opinion, toute exagérée qu'elle fût, avait obtenu croyance, puisque, au rapport de David Hume, le parlement d'Angleterre accusa le premier ministre de Henri VIII de lui avoir communiqué le *mal de Naples*, en lui parlant à l'oreille.—Une preuve plus irrécusable de la férocité première de ce mal est fournie par l'histoire des soldats employés au siége de Naples, l'année 1494, et qui en moururent, au bout de trois jours, les membres gangrenés et tombant en lambeaux (1).

Nous n'avons plus à craindre d'aussi terribles ravages et une intoxication aussi fatalement rapide; l'hydre de Lernes est repue, sans doute, de toutes les générations qu'elle a dévorées, et nous pouvons abandonner les mesures, aussi barbares que grossières, que le moyen-âge avait imaginé, pour la refouler dans ses marais. — Grâce à l'influence d'une médecine plus éclairée, le reptile qu'on nomme *Syphilis*, comme l'hyène du dompteur Carter, se promène librement sur le théâtre du monde, sans épouvanter les spectateurs qui se tiennent prudemment à leurs places; et, au lieu de pendre ou de fouetter, comme autrefois, les malheureux qu'il a mordu,

> notre âge philantrope
> Leur prodigue des soins qu'un mystère enveloppe ;
> Ils sont libres d'entrer aux lieux où nous allons ;.

(1) Voyez l'*Histoire de France*, par Mercier, membre de l'Institut.

Nos cercles roturiers, nos plus nobles salons,
Sont tous, à leur insu, peuplés de ces malades ;
Chaque jour, en suivant nos douces promenades,
Sans craindre leur contact, sans rebrousser chemin,
A ces pestiférés nous présentons la main (1).

Oui, le poète a raison, nous présentons la main aux pestiférés, alors que des pastilles chlorurées désinfectent leur haleine et que des étoffes de soie recouvrent leurs pustules... Mais, ces pestiférés, s'ils tendent la main, à leur tour, pour vous demander de la charpie, de la tisane, du pain même... ne retirez-vous pas la vôtre, hommes égoïstes, vous dont le cœur est doublé de tôle comme votre coffre-fort? Les Lyonnais ne méritent pas ce reproche; ils sont bons, compatissants, charitables, et leur cœur ne fut jamais d'accord avec la doctrine erronée et anti-sociale qui leur défendit, jusqu'à présent, d'entraver les décrets de la Providence, *parce qu'elle a a voulu punir la créature par où elle a péché.* Vice du cœur ou errement de l'esprit, n'importe; les conséquences n'en sont pas moins très déplorables dans cette circonstance, et nous dirons : Ou la Providence veut punir sa créature par où elle a péché, ou elle ne le veut pas;—si elle le veut, il faut faire évacuer notre hôpital et nos hospices, parce qu'il n'y a pas une maladie qu'on y traite et qu'on ne puisse pas rigoureusement attribuer à une passion mauvaise, à un excès, à un péché, *morbi cadunt et fabricantur ut homo ipse* (Paracelse); il faut éga-

(1) *La Syphilis*, traduite par Barthélemy (*ouvrage déjà cité*).

lement supprimer nos bureaux de bienfaisance, nos Dispensaires, nos Refuges, notre Dépôt de mendicité, attendu que la plupart des infortunes qu'on y soulage, récèlent une souche vicieuse.—L'ivrogne qui gagne une gastrite et le voleur qui se fracture un membre, en escaladant le mur de son voisin, sont aussi coupables, aux yeux de la morale chrétienne, que cet étourdi qui, pour un orgasme de quelques minutes, s'inocule la syphilis, et si vous le condamnez à pourrir sur un fumier, condamnez aussi les deux autres... — Au contraire, si la Providence ne veut pas punir sa créature par où elle a péché, tous les malades ont droit aux mêmes soins, tous les pauvres à la même aumône; nous dirons plus : tous ceux qui sont atteints de la contagion vénérienne ont d'autant plus droit à la pitié publique, que cette contagion est la pire de toutes, soit pour l'individu, soit pour la société.

Après ce dilemme qui s'adresse à la raison et à la logique de nos concitoyens, nous objecterons aux plus timorés la sublime conduite d'un Vincent de Paule et nous ajouterons : voyez-le, ce prêtre saint, il ramasse au coin des rues, les nouveaux-nés qu'un préjugé, comme le vôtre, condamnait à une mort injuste, impitoyable, et convaincu que tout ce qui peut soulager l'hnmanité souffrante ne saurait déplaire à Dieu, il les réchauffe dans les plis de son manteau, il les adopte, laissant à des parents dénaturés la responsabilité de leur double crime.

O Lyonnais! vous avez édifié et vous entretenez par vos dons pieux, un asile qui continue à recevoir ces pauvres petits orphelins, depuis qu'on vous a prouvé qu'ils n'étaient pas les complices, mais seulement les victimes d'un adultère. Oh! que n'avons-nous, en ce moment, cette éloquence du cœur qui parle au cœur, pour vous intéresser à tant d'autres victimes du libertinage d'autrui, enfants aussi, pères et mères de famille, vos frères, vos compatriotes!!...

Pitié pour ces honnêtes femmes du peuple, contagionnées par un mari brutal et dissolu!

Pitié pour leurs enfants qui n'ont encore respiré que pour souffrir! (1)

Pitié pour les nourrices qui ne reçoivent, en échange de leur propre substance, qu'un poison âcre et subtil, qu'à leur tour, sans le savoir, elles inoculeront aux leurs, aux vôtres peut-être!

Pitié pour ces trop crédules jeunes filles, assez punies d'un seul moment d'erreur par la perte de deux trésors, leur honneur et leur belle santé!

Pitié pour tous les vénériens indigents, car dans leur nombre, il y en a certainement qui ont été infectés par accident, par imprudence!.. Une pipe, un verre, une cuiller, un rasoir, des lieux d'aisance, ou une éponge ont pu servir à leur transmettre la contagion. (2) Ce n'est donc pas la maladie qui est *honteuse*, c'est le libertinage....

(1) D'après les tableaux de mortalité de Paris, douze mille nouveaux-nés environ, périssent d'une aussi misérable manière. — Faute de médecins *Vérificateurs de décès*, nous ne pouvons pas répéter le même calcul, mais nous pouvons affirmer que ce nombre doit être proportionnellement plus considérable à Lyon qu'à Paris.

(2) Swediaur vit à Londres, une jeune fille qui fit remplacer une dent

Aidez-nous même à guérir tous les foyers vivants de la contagion, car ils peuvent la communiquer un jour à vos enfants, à vos employés, à vos servantes... et préserver ainsi leur innocence, n'est-ce pas répondre de la manière la plus prépondérante au reproche que vous ne manquerez pas de nous adresser, celui de favoriser le vice, en guérissant les malades vicieux?—La charité donne et ne juge pas. —Et pourquoi jugerait-elle?—Il y a un code pénal pour les crimes prévus et connus; il y a aussi une vie future pour ceux qui échappent à la vindicte des hommes. —Faisons donc le bien, selon l'esprit évangélique; donnez-nous l'huile et le vin, Lyonnais, et nous nous empresserons de les verser sur les plaies de tous les pauvres *Samaritains* que nous allons rencontrer...

L'appel que nous faisons à la charité publique sera entendu, nous en possédons des preuves bien précieuses, bien encourageantes, et déjà nous nous sommes préoccupés d'organiser ces premiers secours et ceux que nous attendons avec une pleine confiance, de telle sorte que la moralisation des vénériens indigents puisse en profiter autant que leur santé.

Nous n'avons pas besoin d'insister sur la mesquine insuffisance des secours que la population la plus nombreuse de France, après celle de Paris, reçoit de l'hospice de l'Antiquaille, pour établir en principe qu'il nous manque un hôpital des véné-

cariée par une dent qui avait appartenu à un vénérien et qui en perdit la vie, malgré les remèdes les plus actifs.

riens, où l'on pourrait admettre séparément, les hommes, les femmes et les enfants. — L'hospice de l'Antiquaille resterait affecté aux filles publiques.

Mais nous ne pouvons émettre que des vœux qui se réaliseront dans un avenir encore lointain, car il faut que notre administration municipale, à l'exemple de celle de Paris, prenne l'initiative d'une fondation aussi considérable, aussi coûteuse, et malgré son bon vouloir, elle en sera empêchée longtemps, à cause des désastres causés par l'inondation, qu'elle s'est empressée de réparer.

Avant que la Capitale possédât des hôpitaux spéciaux, le gouvernement y avait établi plusieurs maisons de santé, pour y traiter les pauvres de l'un et de l'autre sexe, infectés de syphilis. — Un médecin très-famé dans ce temps-là, De Horne, fut chargé de l'inspection de trois établissements de cette espèce et en fait l'éloge dans son ouvrage. (1) — Des circonstances étrangères à ces maisons firent tarir la source, d'où elles tiraient leur entretien; mais, indépendamment des trois magnifiques établissements qui les remplacèrent (l'hôpital du midi, celui de l'Ourcine et Saint-Lazare), des dispensaires furent fondés dans l'intérêt des mœurs et de la santé publiques et sont entretenus par les miettes de pain qui tombent de la table du riche.

C'est aussi un dispensaire que nous avons fondé en faveur des vénériens des deux sexes, mariés ou

(1) Observations faites et publiées par ordre du gouvernement, sur les différentes méthodes d'administrer le mercure dans les maladies vénériennes, par M. De Horne, etc., t. 1, introduction, p. 15.

célibataires, appartenant à la classe ouvrière de Lyon. — Médecins, nous leur promettons ce que nous pouvons leur donner, nos conseils, nos visites, nos pansements, et nous ne demandons aux hommes éclairés et bienfaisants qu'un peu d'argent pour payer les remèdes qui seront indispensablement nécessaires à leur guérison.

Si notre dispensaire n'avait qu'un but hygiènique, comme la plupart des établissements de ce nom; si ce n'était qu'une œuvre de charité pure, il aurait plein droit aux sympathies de notre excellente cité et il réussirait, sans craindre d'autres tribulations que celles d'un égoïsme jaloux, qui dira toujours avec le poète :

Et nul n'aura d'esprit que nous et nos amis.

Mais nous serons implicitement forcés d'opérer le bien, en empêchant le mal, c'est-à-dire, en lésant des intérêts particuliers, illicites, immoraux, et nous allons nous susciter une foule d'ennemis, plus ou moins redoutables, selon leur position sociale. — Sous les bannières de l'humanité et de la religion, nous ne devons rien craindre, car nous y avons lu comme Constantin : IN ILLO SIGNO VINCES.

D'abord, les *Spécialistes* vont s'alarmer et nous observer, l'arme au bras. — Hâtons-nous de les tranquilliser; point de *concurrence* à craindre de notre part, et nous allons les débarrasser de tous les clients qui ne peuvent pas payer. — Après cette explication claire et franche, il est probable que nous vivrons en bonne intelligence et nous nous en félicitons à l'avance.

Voici les médecins qui dénigrent par *esprit de corps*, mal entendu sans doute, tout ce que font, disent et écrivent leurs confrères et qui vont nous administrer quelques coups de lancette...

Le temps, a dit Shakspeare, est un vieux juge qui appelle tôt ou tard à son tribunal tous les coupables ; c'est là que nous les attendrons pour leur répondre.

La dernière horde de nos détracteurs sera inombrable, puisqu'elle se composera de tous les guérisseurs de *maladies secrètes* qui exploitent lucrativement l'ignorance, la crédulité et la fausse honte des vénériens. — Pour ceux-là, nous les provoquons avec une arme offensive et défensive, le désintéressement et la légalité. — Oui, nous apprendrons à tous les malheureux qui viendront à notre dispensaire, dévalisés par leurs bénéfices judaïques et dont le mal s'est aggravé par leurs remèdes, qu'ils sont en droit de poursuivre, de réclamer un dédommagement, une restitution.... et soit par les tribunaux, soit dans nos comptes-rendus, nous flétrirons ces coupables industriels, avec toute l'énergie dont nous serons capables. — « Le véritable moyen pour combattre le charlatanisme est d'employer contre lui la publicité qu'il accapare à prix d'argent, pour multiplier les dupes et les victimes. Il y a urgence à rémedier à ce mal très-réel et qui exerce une énorme influence sur la propagation et l'aggravation de la syphilis (1). »

(1) *Mesures hygiéniques contre la Syphilis*, par Ratier, p. 19.

Revenons au Dispensaire.

Une importante question se présente à son sujet, et nous allons y répondre, pour dissiper la prévention avec laquelle ne manqueraient pas de l'accueillir, ceux de nos lecteurs, qui sont partisans trop exclusifs des hôpitaux.

Quelques syphiliographes prétendent que la première mesure de police médicale, pour arrêter la propagation de la syphilis (problème bien digne d'être mis à l'ordre du jour) consistent à séquestrer ceux qui en sont atteints ; ils ajoutent que, sous le rapport thérapeutique, il n'y a qu'à gagner, en les concentrant dans une même salle, dans un même claustral, sous la surveillance des mêmes infirmiers et confiés à l'expérience du même clinicien.

En thèse générale, nous accordons la préeminence des hôpitaux sur les dipensaires et s'il nous était permis d'opter entre ces deux établissements, certes, nous n'hésiterions pas à dire : un hôpital, donnez-nous un hôpital!.... mais au milieu des douleurs et des misères qui nous encombrent, il vaut beaucoup mieux secourir de suite (ne fût-ce qu'à demi) qu'attendre, philosopher et ne rien faire: l'œuf d'aujourd'hui vaut mieux que la poule de demain, dit un proverbe turc.

Et puis, dirons-nous encore, tous les vénériens ne peuvent pas être soumis à l'isolement et c'est pour ceux-là que les consultations publiques et gratuites, ainsi que les traitements à domicile semblent avoir été organisés ; dans cette catégorie des vénériens, nous comprenons : 1° ceux qui, sans être indigents, ne peuvent pas supporter les dépenses d'un traitement et qui, à raison de leur éducation, sont plus capables de se traiter à domicile, et ont assez de lumières et de moralité pour ne point favoriser la transmission de la maladie; 2° Ceux qui sont doués d'une constitution trop délicate ou trop délabrée et ne peuvent pas supporter l'air *hydrargirié* d'une salle de vénériens; 3° ceux qui ne sont pas assez fatigués par le mal, pour interrompre un travail qui fait vivre leur famille, travail assez souvent prescrit, d'ailleurs, à ceux qui ne peuvent pas acheter du sirop de salsepareille; (1) 4° ceux qui ne se présentent guère à l'hôpital, et surtout à un hôpital de vénériens, que lorsque la gravité des symptômes les met dans l'impossibilité de marcher et d'agir; tandis qu'ils se décideront à venir à nos consultations, sitôt qu'ils auront quelques doutes, quelques inquiétudes, nous parlons surtout des personnes qui en sont infectées pour la première fois.

En résumé, un hôpital ne peut convenir qu'à une seule classe de vénériens, malheureusement la plus dangereuse pour en légitimer la demande (les filles publiques et les vauriens), au lieu que les consultations gratuites et les secours à domicile peuvent satisfaire à la plupart des exigences hygiéniques, morales et financières de la société.

Notre œuvre est donc INDISPENSABLE, en atten-

(1) Faloppe, Périlhe, Boerhaave et Van-Swieten, rapportent des observations en faveur de l'exercice, comme moyen sudorifique, comme remède auxiliaire du mal.

dant un hôpital de vénériens; nous désirons avoir prouvé, en même temps, qu'il sera NÉCESSAIRE et par conséquent, toujours digne du patronage des personnes charitables (cet hôpital existant) par la nature bien distincte des services qu'ils doivent rendre, indépendamment l'un de l'autre, à la même maladie mais non aux mêmes malades.

II.

Avant d'entrer dans les principaux détails de l'organisation matérielle et de l'esprit médical de notre établissement, nous déclarons fermement que les prostituées n'y seront jamais admises; c'est une mesure de rigoureuse bienséance que nous devons aux femmes du peuple, aux pauvres femmes et filles du peuple, nos clientes de prédilection.

Un local convenable, situé au centre de la ville et d'un abord facile, permettra aux malades de venir à nos consultations, sans faire trop de chemin et à l'insu du public.

Une surveillance sévère et la distribution cellulaire de la salle d'attente garantiront le secret entre tous, le silence et le bon ordre.

Les secours seront de trois sortes : consultations publiques et gratuites, distribution de médicaments et visites à domicile.

Les consultations auront lieu six fois par semaine, savoir : pour les hommes, lundi, mercredi et vendredi; pour les femmes, mardi, jeudi et dimanche.

L'heure des consultations sera de dix à midi, parce

qu'elle nous a paru s'accommoder avec les habitudes de la classe ouvrière.

La fourniture des médicaments sera sujette à distinction. — Les indigents, les infirmes, les vénériens alités et les pères de famille auront droit à une distribution gratuite; les célibataires, pendant qu'ils pourront travailler, les payeront cotés au prix le plus minime possible et visités par l'un des médecins du dispensaire, en garantie de leur qualité officinale et de l'exactitude de leur proportion prescrite.

En voulant répartir les secours et les soins entre tous les malades à domicile, le Dispensaire général est obligé, comme nous l'avons déjà dit, d'imposer des conditions à ceux qui les réclament; de là, l'origine de ces cartes, dont tout le monde connaît le service; de là, les faveurs, les préférences trop souvent injustes et la dure obligation de confesser sa misère et sa maladie à des souscripteurs, pour en obtenir la carte.—Notre Dispensaire, en se consacrant au traitement des seuls vénériens, ne s'expose pas à cette complication administrative et à continuer de tels abus; il sera toujours disposé à prodiguer les mêmes secours et les mêmes soins à domicile, aussitôt que le médecin les aura jugé nécessaires.—Il y aurait peu de personnes assez déhontées, s'il en était autrement, pour oser demander la carte d'un souscripteur, car elles avoueraient un mal qu'elles sont obligées le plus souvent à cacher. — Cependant aucun vénérien ne pourra obtenir les secours du Dispensaire, s'il n'est pas nanti de l'extrait de son acte de naissance ou de mariage, de son livret. Une semblable mesure paraîtra, tout d'abord, empreinte d'une exigence bien rigide, d'un favoritisme que nous avons blâmé chez d'autres; mais, entre plusieurs motifs qui nous l'ont imposée, nous en mentionnerons deux seulement, pour la justifier: d'abord, l'éloignement le plus complet possible des femmes publiques et l'exactitude des antécédents, réclamée par les observations que nous nous proposons de recueillir, dans l'intérêt de la médecine et de la statistique médico-locale.

Quelques-uns des praticiens les plus distingués de notre ville se sont associés à une œuvre dont ils ont pu, mieux que personne, apprécier les résultats sanitaires et moraux; MM. Mermet, Montain, Polinière et Richard de Nancy, comme médecins consultants et administrateurs provisoires, nous ont promis le concours de leur précieuse expérience, dans tous les cas graves et difficiles qui se présenteront : ce patronage est aussi honorable pour nous que rassurant pour les souscripteurs et les malades.

L'ouverture du Dispensaire sera prochainement annoncée.

A l'expiration de la première année, MM. les médecins et souscripteurs du *Dispensaire spécial*, seront convoqués pour entendre la lecture du compte-rendu médical et financier, délibérer et voter le réglement et procéder à l'élection d'un comité administratif, dont les attributions seront fixées.

A présent, parlons un peu de notre méthode médicale et surtout des raisons théoriques et pratiques qui nous l'ont inspiré.

Notre méthode sera *rationnelle*, parce qu'avant d'assumer la grande responsabilité d'un service tel que celui du *Dispensaire spécial*, nous avons fait, de la maladie vénérienne et de ses variétés multiformes, l'objet de nos études et de nos méditations, de telle sorte que nous avons pu nous former un petit code de préceptes sûrs et invariables (autant qu'on peut l'espérer dans l'état actuel de la science); nous avons pu nous familiariser avec l'influence de toutes les méthodes connues, relativement à l'âge, au sexe, au tempérament des malades, comme à l'individualité morbide qu'ils présentent à une première visite, tant par rapport au degré et à l'ancienneté de la contagion qu'au nombre et à la nature des traitements qu'on leur a fait subir. — Nous osons le dire, il y a loin de cette conduite qui a été, pendant dix ans, et sera toujours la nôtre, à celle de ces saltimbanques qui, dans toutes les complications imaginables de la syphilis, ne savent et ne peuvent que répéter la prescription de leur digne confrère Lagingeole : *prenez mon ours!...* eux disent : prenez mes pilules, mes capsules, ma mixture, mon sirop, mon rob régénérateur du sang !...

Lagingeole n'est qu'un personnage scènique, parfaitement ridicule, il fait rire, et c'est un bien ; tandis que ces empiriques sont plus dangereux que le fléau qu'ils prétendent guérir, quand ils recourent au mercure, l'anti-vénérien par excellence mais qui, pour nous servir du mot expressif d'Astruc, est *une épée entre les mains des fous.*

Le mercure ! nous l'avons imprudemment nommé et voilà que Boyveau-Laffecteur, Giraudeau, le pseudonyme Charles-Albert et autres docteurs *ejusdem farinæ* vont se fâcher; nous avons calomnié leur MÉTHODE VÉGÉTALE, si mirifiquement accommodée à la répugnance du vulgaire qui ne veut pas du mercure. — Ce n'est pas le lieu de ranimer une discussion encore pendante, entre gens de l'art, depuis Béranger de Carpi jusques aux savants bavardages du Congrès de Nantes et nous leur répéterons seulement, en manière de profession de foi, ce que nous avons déjà dit ailleurs : Comme médicament spécifique, c'est-à-dire capable de guérir, dans le plus grand nombre des cas, la maladie vénérienne constitutionnelle, le mercure est sans égal (1). Cependant, comme nous sommes encore obligé de convenir, avec Fourcroy, que nous ne connaissons pas la manière d'agir de ce métal, et que, d'un autre côté, ce métal est un médicament aussi énergique qu'efficace; nous l'employons quand nous le jugeons indispensable (*prudenter à prudente medico*), et nous nous en passons, en recourant à ses succédanés, quand la nature des symptômes nous y autorise.

En conséquence, ou ces messieurs se trompent ou ils trompent le bon public, avec leur mystérieuse et infaillible médication. — « Du moment où la syphilis ne sera plus accompagnée de ce secret qui en laisse le traitement aux mains de charlatans, elle aura perdu la moitié de sa gravité (2). »

(1) *Du Médecin des villes et du Médecin de campagne*; mœurs et science, par le docteur Munaret, deuxième édition, Paris, 1840, p. 255.

(2) Dictionnaire de médecine et de chirurgie pratiques, art. *Syphilis*.

Patience! nous aurons l'occasion d'éventer leurs arcanes....

En second lieu, notre méthode sera *économique* et nous aimons à croire qu'elle produira le triple avantage, 1° de faire participer, aux bienfaits de la charité publique, le plus grand nombre possible de vénériens indigents; 2° de s'approprier aux faibles ressources de cette classe intéressante d'ouvriers des deux sexes qui solderont leurs remèdes, tant qu'ils pourront travailler; 3° enfin, d'annihiler tout reproche de calcul ou d'intérêt que la malveillance de nos adversaires ne manquera pas de nous adresser et par conséquent de conserver le droit de faire connaître leurs manœuvres, la tête haute et les mains vides.

Tel voleur de grand chemin aborde celui qu'il veut seulement dévaliser et lui dit : *la bourse ou la vie!* — Un second dit : *la bourse et la vie!* — Quel est le plus coupable des deux? — On ne peut plus le deviner.... — Le premier, parce qu'il accorda, sans doute, le choix entre deux malheurs qui ne lui profitèrent pas, qu'il n'a pas même perpetrés, sera condamné aux travaux forcés à perpétuité, voire même à la peine capitale; et le second, bien convaincu d'avoir dévalisé et empoisonné ses semblables, par centaines, itérativement et avec mûre préméditation, passe pour le plus honnête homme de sa rue... O justice des hommes! ô civilisation! ô gros bon sens public, où êtes-vous donc?

A l'appui d'une inculpation aussi grave, nous ne pouvons pas invoquer le témoignage de ceux qui ne sont plus... mais nous connaissons plusieurs jeunes gens inexpérimentés et une foule d'ouvriers qui contractèrent des dettes, pour acquitter une consommation de deux et même de trois cents francs, chez tel ou tel pharmacien de notre ville. — Remarquons, en passant, que ce traitement n'offrit d'autres avantages sur un autre qu'aurait prescrit un médecin honnête homme, que ceux d'être plus long, plus dégoûtant, plus inutile ou plus dangereux! — Or, nous estimons qu'un traitement anti-vénérien, dirigé autant dans l'intérêt de la bourse que de la santé d'un client peu aisé, ainsi que le respectable Gaubius nous en fit un précepte, ne doit pas coûter plus de dix francs et les personnes qui refuseront d'y croire sont invités à consulter le budget des hôpitaux de Paris.—Somme allouée au traitement de chaque vénérien, *deux francs!* — Deux francs! oui, Messieurs les pharmaciens, deux francs! et chose encore plus inconcevable, c'est qu'à la faveur d'une aussi faible débours, les vénériens y guérissent plus vite et plus souvent qu'entre vos mains.

Un tel bon marché peut s'expliquer par la petite quantité de sel mercuriel ingérée, pendant chaque traitement et par la substitution bien entendue des sudorifiques indigènes à toutes ces écorces vermoulues, équivoques ou sophystiquées par le commerce et que l'Amérique nous fait payer si cher.

Nous n'avons pas besoin de dire que nous nous entendrons avec le pharmacien du Dispensaire pour viser à une économie qui, sans être telle à Lyon qu'à Paris, permettra pourtant de concilier la guérison de chacun et l'intérêt de tous. — Déjà, nous avons rédigé un formulaire, dans cette intention.

Mais il faut un miracle, comme aux nôces de Cana, pour subvenir, avec nos ressources actuelles (1), aux frais d'établissement et de location, à l'achat des médicaments, et nous adjurons la plus grande thaumaturge qui soit sur terre, après Dieu, de renouveller cette multiplication de secours, non pour des hommes qui ont déjà bu et mangé, qui se portent bien et ont le cœur en joie; mais pour plusieurs centaines de nos concitoyens qui n'ont rien à manger et qui souffrent....

O bienfaisance lyonnaise! si nous avons eu le bonheur de vous persuader que les vénériens, innocents ou coupables, sont les plus malheureux des malheureux et les plus malades des malades, ajoutez à l'à-compte de vos premiers dons!

Encore un mot aux riches qui daigneront parcourir notre fervente supplique, étendus sur leurs bons fauteuils, enveloppés dans une douillette et chaude robe de chambre : nous savons une famille, au Mont-Sauvage, dont la mère et cinq jeunes enfants sont rongés par la misère et par des ulcères immondes.... —Paix à un père coupable, il est déjà mort! — Mais voilà six victimes, six innocentes victimes, dans un froid grenier, accroupies sur un peu de paille, qui implorent votre

(1) Au moment où nous écrivons ces lignes, le montant des souscriptions en faveur du *Dispensaire spécial* s'élève à la somme totale de six cents francs.

compassion, par notre voix.... oh! donnez le modique montant d'une souscription.... vingt francs (1)... ce n'est pour vous que le prix d'une loge au théâtre, d'un bal ou d'un concert!.... donnez-le donc! vous sauverez ces lépreux et cette bonne action, laissée derrière vous, dans la vie, sera une économie que vous retrouverez tôt ou tard.

(1) On s'engage à le payer, pendant trois ans seulement, et on y souscrit en adressant, soit le montant de la première année, soit une simple adhésion à Me Chastel, notaire, rue Bât-d'Argent, qui a bien voulu se charger provisoirement du dépôt des souscriptions et de l'acquit des états de frais, approuvées par trois médecins du Dispensaire.

62

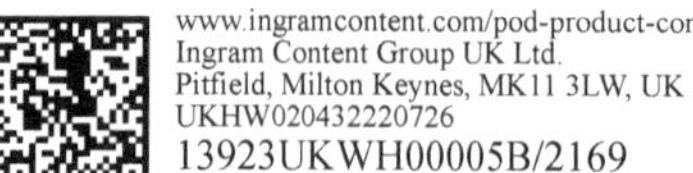

www.ingramcontent.com/pod-product-compliance
Ingram Content Group UK Ltd.
Pitfield, Milton Keynes, MK11 3LW, UK
UKHW020432220726
13923UKWH00005B/2169

9 782019 300432